Dʳ G. DEMIRLEAU

Catéchisme

DE

PUÉRICULTURE

Pratique et Moderne

*(Tout ce qu'il faut savoir
pour élever les bebés.)*

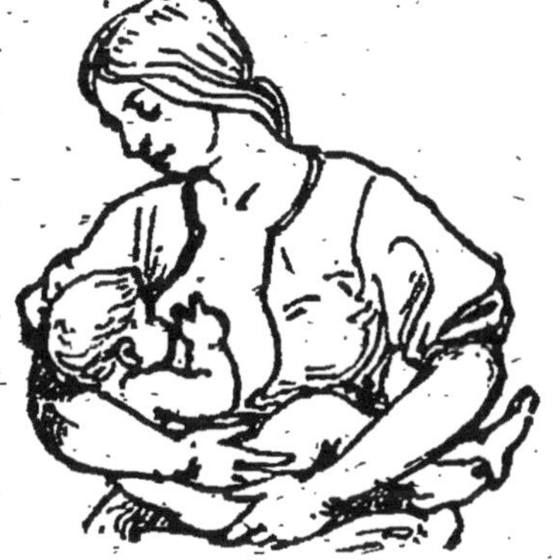

ALENÇON

LIBRAIRIE J. CHRISTOPHLE

9, RUE DU BERCAIL, 9

1920

Catéchisme

DE

PUÉRICULTURE

Pratique et Moderne

Dr G. DEMIRLEAU

Catéchisme

DE

PUÉRICULTURE

Pratique et Moderne

*(Tout ce qu'il faut savoir
pour élever les bebés.)*

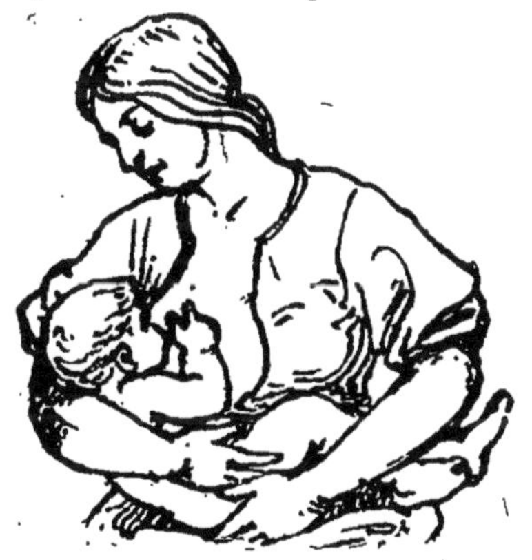

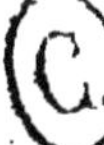

ALENÇON
LIBRAIRIE J. CHRISTOPHLE
9, RUE DU BERCAIL, 9

1920

INTRODUCTION

En France, la mortalité des enfants de 0 à 1 an est de 18 pour 100
(BERTILLON) ; sur ces dix-huit décès,
sept décès sont imputables à des maladies gastro-intestinales causées par
une alimentation défectueuse, et quatre décès résultent de maladies des
voies respiratoires, conséquence d'une
mauvaise hygiène ; soit en tout onze
décès sur dix-huit, causés par des
fautes d'hygiène infantile.

Le nombre des naissances en
France s'élevait annuellement, avant
la guerre, à 800.000 environ. Lorsque
ce nombre de naissances, d'ailleurs
insuffisant pour le maintien de notre

De l'Allaitement
en général

1º *Le lait est-il vraiment pour le nouveau-né l'aliment nécessaire, indispensable et à lui seul suffisant ?*

— Oui, le lait est vraiment l'aliment nécessaire, indispensable et suffisant à lui seul, pour le nouveau-né.

2º *Jusqu'à quel âge le lait doit-il être la nourriture exclusive du nourrisson ?*

— Jusqu'à neuf mois environ.

3° *Combien y a-t-il de modes d'allaitement ?*

— Trois : 1° l'allaitement naturel au sein ; 2° l'allaitement artificiel au lait animal, en général et de préférence au lait de vache, donné au biberon : 3° l'allaitement mixte, partiellement au sein, partiellement au biberon.

4° *Quel est de ces trois modes d'allaitement celui qui offre le plus de garantie au point de vue de la vie et de la santé du nourrisson ?*

— C'est l'allaitement au sein, l'allaitement au lait de vache, même très bien réglé, étant toujours hasardeux, surtout pendant les trois premiers mois.

II

De l'Allaitement
au Sein

1° *Quelles précautions la mère doit-elle prendre en vue de l'allaitement au sein ?*

— Quelque temps avant la naissance de l'enfant il est bon qu'elle savonne ses bouts de sein, qu'elle les frictionne à l'alcool, et au besoin, s'ils sont peu saillants, qu'elle augmente leur volume en faisant usage d'un tire-lait.

2° *Doit-on donner à l'enfant le premier jour, avant la première tétée,* de l'eau sucrée, avec ou sans eau de fleur d'oranger ?

— Non, il vaut mieux ne rien lui donner et le mettre au sein dès le premier jour. (PINARD.)

3º *Si le bébé ne veut pas téter, faut-il lui donner autre chose ?*

— Non, rien d'autre. Il faut le remettre au berceau. C'est qu'il n'a pas faim. Il prendra la prochaine fois ou le lendemain. (PINARD.)

4º *Au bout de combien de jours après la naissance la sécrétion lactée est-elle établie ?*

— Au bout de trois à quatre jours, mais la montée du lait peut être retardée. Dans ce cas, la mère doit persister à continuer à mettre son enfant au sein, et sa persévérance finira par être récompensée, car la privation complète de lait est une grande exception. (VARIOT.)

5° *En cas de montée de lait vraiment retardée, que faut-il donner à l'enfant en attendant ?*

— Il faut toutes les deux heures, après avoir mis l'enfant au sein, lui donner avec une petite cuiller lavée à l'eau bouillante, un mélange fait de deux cuillerées environ de lait bouilli et d'une cuillerée d'eau bouillie sucrée.

6° *Le nouveau-né a-t-il besoin de beaucoup de lait ?*

— Non. Il prend très peu les premiers jours, de 20 à 30 grammes par tétée, soit deux cuillerées à bouche. Son estomac n'ayant d'ailleurs qu'une capacité de 30 grammes à la naissance.

7° *A quels intervalles faut-il mettre l'enfant au sein dans les quinze premiers jours ?*

— A intervalles de deux heures, soit sept tétées de jour (14 heures), et une la nuit (10 heures).

8º *Si le nouveau-né, pendant les premiers jours, dort toute la journée et reste éveillé la nuit, que faut-il faire?*

— Il faut pendant le jour le réveiller au bout de trois heures au moins et le mettre au sein. Dans ce cas, il boira un peu plus qu'après deux heures.

9º *Les tétées de nuit sont-elles nécessaires ?*

— Non. Elles ne sont utiles que pendant les deux premières semaines, mais plus longtemps pour les enfants débiles.

10º *Si le bébé s'éveille la nuit et crie, que faut-il faire ?*

— Il faut s'assurer que rien ne le gêne et qu'il n'est pas sali. Dans ces conditions il ne faut pas le bercer, mais le laisser crier; il finira par s'endormir. Il n'y a rien à craindre. Au bout de peu de jours le bébé ne criera plus la nuit. Son éducation sera commencée.

11° *Après quinze iours quel sera l'espacement des tétées ?*

— Toutes les deux heures et demie avec sept tétées de jour (soit 17 heures et demie), et six heures et demie de repos la nuit sans tétées.

12° *A partir de trois ou quatre moisquel sera l'espacement des tétées ?*

— Toutes les trois heures avec six tétées et six heures de repos de nuit.

13° *Environ quelle quantité de lait prend l'enfant au sein par tétée ?*

	Par Tétée	Nombre de Tétées	Total
1re Semaine	30 à 50 gr.	8	320 gr.
2e Semaine	50 gr.	8	400 gr.
3e Semaine	60 gr.	7	420 gr.
4e à 8e Semaine..	75 à 90 gr.	7	630 gr.
2e Mois..........	100 gr.	7	700 gr.
3e Mois..........	120 gr.	9	720 gr.
4e Mois.........	135 gr.		810 gr.
5e Mois.........	150 gr.	6	900 gr.
6e Mois	160 gr.		960 gr.
7 à 12 Mois	180 à 200 gr.		1200 gr.

(VARIOT.)

14° *Quelle quantité prend par jour l'enfant normal, pour son développement normal ?*

— Le sixième de son poids pendant les trois premiers mois, le septième pendant les trois mois suivants, le huitième à sept mois. (VARIOT.)

15° *Faut-il peser le bébé au sein avant et après chaque tétée pour le rationner exactement ?*

— Non, l'enfant au sein boira à son appétit pendant environ cinq minutes à chacun des seins. La pesée avant et après n'est utile que si le contrôle de l'allaitement paraît nécessaire, principalement lorsque l'augmentation du poids de l'enfant n'est pas suffisante.

16° *Les intervalles des tétées doivent-ils être rigoureusement respectés ?*

— Oui, très rigoureusement.

17° *Faut-il mettre l'enfant aux deux seins à chaque tétée ?*

— Oui, car c'est le moyen de favoriser la sécrétion lactée. Au cours de la première semaine seulement, en cas d'abondance de lait, l'enfant ne sera mis qu'à un sein à chaque tétée.

18° *Par quel sein la tétée doit-elle commencer ?*

— Par le sein le moins volumineux en cas d'inégalité de volume des deux seins.

19° *A quoi reconnaît-on que l'enfant tète bien ?*

— A ce qu'il fait des mouvements réguliers de déglutition après des intervalles de quelques succions. — L'enfant qui tète mal suce sans avaler. Il se fatigue et s'endort parfois en pâlissant sans être rassasié.

20º *Si l'enfant tète bien, après combien de temps doit-on le retirer du sein ?*

— Après un quart d'heure.

21º *Quelle position lui donner en le remettant au lit ?*

Il ne faut jamais le coucher sur le dos, mais alternativement, sur le côté gauche et sur le côté droit.

22º *Quelles precautions la mère doit-elle prendre avant et après la tétée ?*

— Les bouts de sein seront toujours lavés avec de l'eau bouillie tiède, avant et après chaque tétée, à l'aide de coton hydrophile et les lèvres de l'enfant seront essuyées doucement avec un linge propre après la tétée.

23º *La quantité de lait sécrétée est-elle la même le matin et le soir ?*

— Non; les tétées de l'après-midi sont souvent moins fortes que celles du matin, donnée à retenir, dans le cas où le contrôle de la lactation à la balance devient nécessaire.

24° *Quelle position doit prendre la maman au lit pour la tétée ?*

— Elle se tient couchée sur le côté où elle va donner à téter et l'enfant est mis à côté d'elle. Si elle peut être assise, elle le soutient dans ses bras et elle évite de rapprocher trop de son sein, la tête de son enfant pour ne pas lui boucher les narines.

25° *En cas de bout de sein peu saillant, la difficulté de téter qui en résulte persistera-t-elle ?*

— Non, le bout de sein s'allongera et deviendra facile à prendre.

26° *En cas de bout de sein inexistant, quelle mesure adopter ?*

— Il faut que la mère fasse usage du tire-lait à ampoule de verre et tétine coiffant le mamelon.

27° *Comment éviter les fissures et crevasses qui sont très douloureuses et exposent aux abcès du sein ?*

— En empêchant l'enfant de suçoter pour éviter les tétées trop longues, et en maintenant les bouts de sein rigoureusement propres par des lavages à l'eau bouillie, avant et après chaque tétée, suivis d'un séchage soigneux.

28° *Comment guérir les crevasses si elles apparaissent ?*

— Par l'usage immédiat du tire-lait ou du bout de sein protecteur jusqu'à leur guérison.

29° *Existe-t-il des enfants qui aient le filet, c'est-à-dire le frein de la langue trop court gênant la succion ?*

— Le filet est pour ainsi dire

inexistant, tellement il est rare. Mais le préjugé du filet est universel.

30° *La mère qui allaite doit-elle suivre un régime alimentaire spécial ?*

— Non, elle peut conserver son alimentation habituelle, si cette alimentation est saine, variée et suffisante.

31° *Quels sont les aliments à éviter ?*

Les viandes conservées, la charcuterie, le gibier, les coquillages, les choux, les oignons, les épinards, l'oseille, le cresson, la salade, les fromages de haut goût, les épices, les condiments.

32° *Quels sont les aliments recommandés ?*

— Les viandes diverses, le poisson, les féculents, pommes de terre, pain, riz, pois, lentilles, haricots, lait, fromages frais et cuits.

33º *Quelle est la meilleure boisson ?*

— L'eau pure. Mais une bouteille de vin par jour, avec de l'eau à discrétion ou un litre à un litre et demi de cidre ou de bière légère sont permis. Le thé et le café en petites quantités sont permis.

34º *Le lait peut-il servir de boisson ?*

— Oui, sans aucun inconvénient.

35º *Quelles sont les boissons interdites aux nourrices ?*

— Le vin pur, les liqueurs spiritueuses, parce que le lait devient toxique pour l'enfant (Convulsions, etc...).

36º *Quel genre de vie doit mener la mère qui allaite ?*

— Elle doit mener une vie calme, sans fatigues, sans émotions, sans accès de colère. Elle doit pratiquer des habitudes hygiéniques et une rigoureuse propreté, au moyen de bains, d'ablutions, etc.

37° *Quelles précautions, une mère enrhumée ou grippée doit-elle prendre pour ne pas contaminer son nourrisson ?*

— Elle doit, chaque fois qu'elle prend son enfant, pour lui donner le sein ou le changer, s'appliquer devant le nez et la bouche un carré de huit épaisseurs de gaze fixé de chaque côté aux oreilles par deux boucles élastiques.

38° *Les règles formulées plus haut s'appliquent-elles aux enfants débiles, c'est-à-dire aux enfants qui naissent prématurément avec un poids très inférieur au poids normal ?*

— Non, il faut faire prendre aux débiles peu à la fois, mais souvent, toutes les deux heures et plusieurs fois la nuit. On a constaté que le débile devait prendre au sein le cinquième de son poids de lait comme ration quotidienne, par conséquent plus proportionnellement que l'enfant normal.

III

De l'Allaitement Artificiel

1º *Quel est le meilleur lait animal à adopter pour l'allaitement artificiel ?*

— C'est le lait de vache.

2º *Quelles conditions ce lait doit-il réaliser ?*

— Il doit être frais, c'est-à-dire d'une traite aussi récente que possible, pur, c'est-à-dire non mouillé, non écrémé et non additionné de produits chimiques conservatifs tels que le bicarbonate de soude, etc.

3° *Le pèse-lait peut-il renseigner sur la pureté du lait ?*

— Oui, il est d'un emploi pratique pour indiquer si le lait est étendu d'eau.

4° *Le lait peut-il être donné cru ?*

— Non, il faut toujours donner le lait bouilli ou stérilisé.

5° *Pourquoi faut-il faire toujours bouillir le lait ?*

— Parce que le lait, pendant et aussitôt après la traite, se trouve toujours souillé et ensemencé par des microbes dangereux, que l'ébullition détruit.

6° *Comment voit-on ces souillures et ces microbes dangereux ?*

— On les voit au microscope; mais à l'œil nu, en mettant dans un petit tube de verre une cuillerée de lait qu'on laissera déposer, il est facile de voir un dépôt noir de souillures qui contient les microbes.

7° *Le lait qui monte et se sauve lorsqu'on le fait bouillir est-il réellement bouilli ?*

— Non, le lait qui monte n'a **pas** encore bouilli. Il faut, dès son apparition, briser et enlever la peau avec une cuiller, et attendre l'ébullition à bouillons qui sera maintenue cinq minutes.

8° *Quelles précautions prendra-t-on ensuite ?*

— On laissera le lait dans le récipient où il a bouilli avec ou sans eau en proportion convenable. On le couvrira hermétiquement, et on le conservera au frais en plaçant au besoin pendant l'été le récipient dans un autre contenant de l'eau froide que l'on renouvellera dans la journée.

9° *Combien de temps le lait bouilli peut-il être conservé et servir à la nourriture du bébé ?*

— Vingt-quatre heures au plus.

10º *Comment s'obtient la stérilisation du lait ?*

— La stérilisation vraie et absolue s'obtient par des appareils industriels qui portent le lait à 110 degrés au moins. Dans ce cas le lait peut se conserver très longtemps dans des bouteilles hermétiquement fermées. Il est livré pratiquement dans des bouteilles d'un demi-litre ou d'un litre.

11º *Peut-on stériliser le lait à domicile ?*

— Oui, mais cette stérilisation n'est pas absolue. Elle consiste en un chauffage au bain-marie à 100 degrés et équivaut à l'ébullition comme stérilisation.

12º *Quel genre d'appareil emploie-t-on pour la stérilisation à domicile ?*

— On emploie un récipient métallique contenant de l'eau que l'on fait bouillir quarante minutes. Dans cette eau a été préalablement immergé à hauteur convenable un porte-flacons, contenant huit flacons gradués renfermant chacun la quantité de lait, coupé d'eau au besoin, nécessaire à chaque repas de l'enfant. — Des systèmes variés assurent le bouchage automatique, lorsque le panier porte-bouteilles est retiré du récipient pour le refroidissement des flacons.

13° *Quel est l'avantage de la stérilisation à domicile sur l'ébullition?*

— L'avantage essentiel est la conservation du lait pendant vingt-quatre heures dans des flacons séparés.

14° *A côté de la méthode d'ébullition et de stérilisation du lait, en existe-t-il une autre ?*

— Oui, la méthode de la pasteurisation, qui consiste en un chauffage à 75 ou 80 degrés, mais cette méthode ne doit pas être conseillée en général, parce qu'elle n'offre pas de garanties suffisantes pour la stérilisation du lait.

15° *Comment pratiquer l'allaitement [artificiel avec le lait stérilisé ou bouilli ?*

— Le lait stérilisé à domicile sera donné directement à l'aide des flacons contenant chaque ration. Chaque flacon sera muni d'une tétine et tiédi à 37 degrés dans de l'eau chaude. En cas d'usage de lait bouilli, coupé ou non d'eau bouillie sucrée, et en cas d'usage de lait stérilisé industriellement, un biberon gradué sera rempli de la quantité de lait convenable pour la tétée et donné également après avoir été tiédi.

16° *A quels intervalles faut-il donner le biberon ?*

— Aux intervalles de l'allaitement au sein, à savoir toutes les deux heures pendant les quinze premiers jours, toutes les deux heures et demie ensuite jusqu'à quatre mois, toutes les trois heures après le quatrième mois.

17º *Faut-il donner le biberon la nuit ?*

— En dehors des deux premières semaines, pendant lesquelles on donnera sept biberons le jour (14 heures) et un la nuit (10 heures), on donnera ensuite jusqu'à quatre mois sept biberons par vingt-quatre heures, à intervalles de deux heures et demie (soit dix-sept heures et demie) et rien pendant la nuit. Après quatre mois, la règle est six biberons par vingt-quatre heures, à intervalles de trois heures.

18º *Quelles quantités faut-il donner à chaque tétée ?*

— Les quantités moyennes que

prend l'enfant au sein, soit les quantités suivantes auxquelles, après une longue pratique, s'est arrêté le Dr Variot et qu'il indique dans son livre, la *Puériculture pratique.*

	Par tétée	Coupage	Nombre de biberons
1re semaine	30 à 40 gr.	Lait : 2/3	8
2e —	.... 45 gr.	Eau : 1/3	8
3e —	.... 60 gr.	et sucre	7
4e —	.... 75 gr.		7
6e —	... . 90 gr.	Lait : 3/4	7
9e —	.... 105 gr.	Eau : 1/4	7
3e mois	.... 120 gr.		7
4e —	.... 135 gr.		6
5e —	.... 160 gr.	Lait pur	6
7e —	.... 180 gr.		6
9e au 12e mois	200 à 220 gr.	Lait pur	6

19° *Quel coupage d'eau bouillie sucrée faut-il adopter ?*

— Jusqu'à trois mois un tiers d'eau bouillie sucrée, de trois à cinq mois un quart, à cinq mois lait pur.

20° *Quelle quantité de sucre faut-il ajouter aux biberons ?*

— Par biberon de 100 grammes

de lait contenant un tiers d'eau bouillie, on ajoutera 4 grammes de sucre, soit une cuiller à café de sucre en poudre. Si le lait est coupé au quart, on ajoutera 3 grammes seulement et si le lait est pur 1 gramme, soit 10 grammes par litre.

21° *Y a-t-il une règle permettant de trouver d'emblée la quantité de lait qui convient à l'enfant ?*

— Oui, pendant les trois premiers mois l'enfant doit prendre le sixième de son poids, pendant les quatre mois suivants jusqu'au septième mois le septième de son poids, enfin après sept mois le huitième de son poids. (VARIOT.)

22° *Y a-t-il une règle en rapport avec la taille de l'enfant ?*

— Oui, après deux mois on peut établir la ration en multipliant le nombre de centimètres de la taille de l'enfant par 14. (VARIOT.)

23° *Cette règle n'est-elle pas plus recommandable que la première ?*

— Oui, car si un enfant a maigri, la première règle donnera un chiffre trop faible relativement à l'âge de l'enfant. Au contraire, la taille de l'enfant, malgré l'amaigrissement, sera restée constante et pourra servir pour le calcul de la ration de lait.

24° *Quel genre de flacon faut-il de préférence adopter pour l'allaitement artificiel ?*

— Il faut adopter un flacon en verre gradué. Le biberon du professeur Variot offre l'avantage, d'avoir une graduation des quantités en rapport avec les âges du nourrisson, indiqués sur le flacon, ainsi que les proportions des coupages.

25° *Le biberon peut-il être monté avec un tube ?*

— Non, le tube défendu légalement doit être rigoureusement proscrit comme extrêmement dangereux, parce qu'il est impossible de l'entretenir propre.

26° *Quelle tétine faut-il adopter?*

— Une tétine, en caoutchouc pur, de préférence non coloré en rouge, munie ou non d'une soupape, mais percée d'un trou plutôt petit.

27° *Quelle tétine ne faut-il pas employer ?*

— Une tétine en caoutchouc artificiel Crystal, parce que ce caoutchouc est toxique.

28° *Pourquoi ne faut-il pas employer une tétine percée d'un gros trou ?*

— Parce que le bébé buvant trop vite et sans effort ne se sent pas rassasié et crie alors même qu'il a bu la ration qui lui convient.

29º *Si la tétine n'a pas de soupape, comment peut-on y remédier ?*

— En pratiquant une petite ouverture en piqûre de sangsue à sa base.

30º *Comment le biberon doit-il être donné au bébé ?*

— Le biberon doit être tenu à la main pendant toute la tétée et de façon telle que le bébé ne tète pas à vide et n'avale pas d'air. Le bébé sera assis sur les genoux de la nourrice, ou bien celle-ci le maintiendra entre ses genoux.

31º *Quelle doit être la durée d'une tétée au biberon ?*

— Environ un quart d'heure. Pour cela il faut ménager au bébé quelques petits moments de repos en lui retirant de temps en temps la tétine. Il digérera mieux ainsi qu'en tétant vite et gloutonnement.

32° *Que faut-il faire du biberon après chaque tétée ?*

— Il faut le laver soigneusement à l'eau bouillante, ainsi que la tétine qui pourra être conservée dans un vase couvert contenant de l'eau bouillie salée. Le biberon avant un nouvel usage sera de nouveau passé à l'eau bouillie.

33° *En cas de pénurie de lait de vache peut-on élever les enfants au lait condensé ?*

— Oui, dans ce cas, le lait condensé de bonne qualité est additionné d'eau bouillante, en proportion convenable pour reconstituer du lait normal et il est donné au biberon en rations en rapport avec l'âge ou le poids de l'enfant.

IV

Allaitement mixte

1º *Que faut-il entendre par allaitement mixte ?*

— Il faut entendre l'allaitement au sein complété ou remplacé partiellement par l'allaitement au lait animal.

2º *Quand l'allaitement mixte est-il applicable ?*

— Quand l'enfant n'augmente pas assez de poids, par suite d'une insuffisance de lait maternel ou dans le cas de troubles digestifs ou morbides persistants (eczéma, etc.)

nécessitant l'essai de l'allaitement mixte.

3º *L'allaitement mixte est-il recommandable ?*

— Extrêmement recommandable, parce qu'il donne plus de sécurité que l'allaitement artificiel.

4º *Comment se pratique-t-il ?*

— En complétant chaque tétée insuffisante par la quantité de lait de vache nécessaire pour rétablir la ration normale. En principe, dans le cas d'insuffisance de lait maternel, il ne faut pas remplacer complètement une tétée au sein par un biberon de lait, la succion étant le meilleur stimulant de la sécrétion du lait.

5º *Le mélange de lait de femme et de lait animal présente-t-il des inconvénients ?*

— Bien au contraire, le lait de

femme, même en petite quantité, favorise la digestion du lait animal.

6º *Pour apprécier la valeur de la lactation d'une nourrice au sein et décider la mise en pratique de l'allaitement mixte, de quelle donnée faut-il tenir compte ?*

— Il faut se rappeler que les tétées de l'après-midi sont souvent moins fortes que celles de la matinée et par suite ne pas se borner à constater seulement par les pesées les quantités de lait des tétées du matin qui pourraient être suffisantes.

7º *L'allaitement mixte peut-il n'être que temporaire ?*

— Oui, si la guérison des troubles digestifs a été obtenue et si la mère a retrouvé du lait en quantité suffisante.

8º *Le remplacement complet de plusieurs tétées par le biberon peut-*

il présenter des inconvénients, dans le cas où des obligations profession- nelles ou sociales obligent la mère à adopter l'allaitement mixte ?

— Non, si le lait de vache donné est bouilli ou stérilisé et si les prises de lait sont bien réglées.

V

Croissance du Nourrisson

1º *Par quel moyen simple et pratique peut-on s'assurer du développement normal du nourrisson ?*

— Par le moyen de pesées à la balance à intervalles réguliers, une fois par semaine, par exemple. L'examen des poids obtenus permettra d'apprécier les résultats et la valeur de l'allaitement pratiqué, allaitement au sein, allaitement au biberon ou allaitement mixte.

2º *Quelle est en moyenne l'augmentation quotidienne de poids ?*

— Cette augmentation est de 25 grammes en moyenne par jour pendant le premier trimestre, de 20 grammes pendant le second, de 15 grammes pendant le troisième, de 10 grammes pendant le quatrième, enfin de 6 grammes environ de douze à vingt-quatre mois.

3º *Le poids initial de l'enfant augmente-t-il dès les premiers jours ?*

— Non, ce poids initial fléchit de 200 à 300 grammes pendant les cinq premiers jours, puis le poids augmente pour atteindre au dixième jour le chiffre du poids initial.

4º *Quelles sont les données relatives à la croissance normale en poids du nourrisson pendant sa première année ?*

— Le nourrisson double son poids de naissance à cinq mois et le triple à douze mois. Exemple : 3 kilogs, poids initial moyen nor mal. Ce poids devient 6 kilogs à cinq mois et 9 kilogs à douze mois.

5° *Quelle est l'augmentation normale de poids de douze à vingt-quatre mois ?*

— L'augmentation de poids est de 2 kgs 500 au cours de la deuxième année. Ce qui donne le poids de 11 kgs 500 à deux ans.

6° *A défaut de balance, y a-t-il un moyen pratique de constater l'état de prospérité ou de dépérissement du nourrisson ?*

— Oui, ce moyen consiste à passer légèrement la pulpe de l'index sur la ligne médiane de la tête du nourrisson, d'avant en arrière, du front à la nuque. L'index, chez le nourrisson en parfait développement, sentira d'abord un large espace membraneux, souple et légèrement tendu, prolongé en arrière par un espace également membraneux, séparant de chaque côté les os du sommet du crâne qui ne sont pas soudés. S'il s'agit d'un enfant en voie d'amaigrissement, l'écartement des os aura diminué, leurs bords seront sentis par l'index plus ou moins rapprochés et même chevauchant ; le large espace membraneux antérieur (fontanelle, fontaine) sera déprimé et formera une excavation perceptible au doigt et même à l'œil. L'index ainsi employé pour constater l'état de santé du nourrisson, à défaut du pèse-bébé, a été baptisé par le professeur Pinard la « balance du pauvre ».

7° Quel est l'accroissement normal de la taille du nourrisson ?

— La taille moyenne initiale de 50 centimètres est à trois mois de 60 centimètres et à douze mois de 70 centimètres. Soit un accroissement de 20 centimètres pour la première année, deux centimètres par mois environ. Au cours de la deuxième année, l'accroissement est de 10 centimètres, soit un centimètre par mois environ, ce qui donne une taille de 80 centimètres pour l'enfant de deux ans.

VI

Dentition - Sevrage

1º *A partir de quel âge les premières dents apparaissent-elles en général ?*

— A partir de six mois chez l'enfant élevé au sein et vers neuf mois chez l'enfant nourri au biberon. De 18 à 24 mois les vingt dents de la première dentition sont sorties (dents de lait). Aucune autre dent n'apparaîtra avant cinq ans.

2º *Y a-t-il lieu de se préoccuper si les premières dents ne sont pas sorties à douze mois ?*

— Oui, dans ce cas il faut consulter le médecin.

3º *Quel est l'ordre d'apparition des dents pendant les vingt-quatre premiers mois ?*

— Vers six mois, les quatre incisives médianes ; vers neuf mois, les quatre incisives latérales; vers douze mois, les quatre premières petites molaires ; vers quinze mois, les quatre canines; vers dix-huit mois, les quatre secondes petites molaires.

4º *Est-il exact que les périodes d'éruption des dents sont accompagnées de troubles de santé chez le nourisson ?*

— Il est exact que des troubles variés, nerveux, digestifs, peuvent être liés à l'apparition des dents. Ces troubles sont en général légers et sans gravité. Mais il faut se garder de mettre sur le compte de la dentition, comme le font beaucoup de nourrices, des troubles gastro-intestinaux dangereux pour la vie du nourrisson et liés à des fautes d'élevage.

5º *Que faut-il entendre par se-vrage ?*

— Le mot sevrage ne s'entend réellement que pour les enfants au sein. Il consiste dans la suppres-sion de l'allaitement au sein et son remplacement par l'alimentation au lait de vache et aux bouillies. A cette époque du sevrage coïncide pour les enfants au biberon l'addi-tion de bouillies de farines à l'ali-mentation au lait de vache.

6º *Y a-t-il plusieurs modes de sevrage ?*

— Oui, il y a deux modes de sevrage : le sevrage progressif et le sevrage brusque.

7° *Quel mode de sevrage faut-il adopter en général ?*

— Le sevrage progressif.

8° *Pourquoi ?*

— Parce que d'une part ce sevrage habituera l'enfant avec moins de risque, à sa nouvelle alimentation, en raison du remplacement graduel des tétées au sein par des biberons de lait et d'autre part parce que la mère, en procédant graduellement au sevrage, verra son lait diminuer peu à peu, sans subir d'engorgement lacté douloureux.

9° *Est-il bon de ne pas trop tarder à habituer le nourrisson au goût du lait de vache ?*

— Oui, afin d'éviter des difficultés d'alimentation à l'époque du sevrage.

10° *Quand le sevrage brusque est-il applicable ?*

— C'est lorsque la mère a prolongé trop longtemps l'allaitement au sein, jusqu'à quinze mois par exemple. Le sevrage brusque est alors le seul moyen de faire accepter au nourrisson d'autres aliments.

11° *Comment, en cas de sevrage brusque, la mère fera-t-elle passer son lait ?*

— En comprimant doucement ses seins avec une bande sous une couche de coton et en prenant quelques purgatifs. Dans ces conditions, la sécrétion du lait se tarira et d'autant mieux que l'alimentation sera réduite partiellement.

12° *A quel âge le sevrage peut-il être commencé ?*

— D'une façon générale à partir de l'apparition des premières dents. A l'âge de neuf mois l'enfant au sein ou au biberon doit prendre ses premières bouillies.

13° *L'allaitement exclusivement*

au sein au delà de neuf mois pré-sente-t-il des inconvénients ?

— Oui, l'allaitement exclusive-ment au sein au delà de neuf mois est plutôt défavorable à l'enfant. En tout cas, l'âge de quatorze mois est l'âge limite pour le sevrage.

14° *Quels sont les aliments à don-ner à l'enfant au sevrage?*

— D'abord, les bouillies de fa-rines au lait, puis les purées de pommes de terre au lait, les potages à la semoule, au tapioca, au ver-micelle, les œufs, les compotes de fruits cuits, enfin les biscottes, bis-cuits et petits gâteaux secs.

15° *Jusqu'à quel âge le lait de vache doit-il être la base de l'alimen-tation de l'enfant sevré ou de l'enfant au biberon qui commence à prendre des bouillies ?*

— Jusqu'à l'âge de deux ans, d'une façon générale.

16° *Comment fait-on une bouillie?*

— Pour faire une bouillie il faut, selon la consistance de la bouillie que l'on veut obtenir, une cuillerée à café ou à dessert de farine par 100 grammes ou par sept cuillerées à soupe de lait et 5 grammes de sucre (un morceau à 100 par livre).

Le lait est mis à bouillir dans une petite casserole très propre réservée pour cet usage et non émaillée autant que possible. Pendant ce temps on délaye la cuillerée à café ou à dessert de farine choisie dans une petite quantité de lait froid, de façon à obtenir une masse pâteuse sans grumeaux. Lorsque le lait commence à bouillir, on verse peu à peu dans le lait bouillant la masse pâteuse en continuant de remuer le tout constamment avec une petite cuiller pendant dix minutes environ. La bouillie a pris alors une consistance plus ou moins épaisse, selon la quantité de farine employée. Très fluide elle peut être donnée au biberon avec une tétine largement percée.

17° *Peut-on faire réchauffer une bouillie ?*

— Non, il ne faut préparer que la quantité nécessaire pour un repas.

18° *Quelle farine doit-on employer pour faire la bouillie ?*

— Les farines de blé, d'orge, de seigle, d'avoine, de maïs, de riz, de sarrasin, la crème de tapioca. Les farines d'avoine, de seigle et de maïs présentent des avantages chez les nourrissons constipés et au contraire la farine de riz sera employée de préférence en cas de tendance aux selles liquides. Quant à la bouillie à la farine de tapioca, elle est recommandable pour les premières bouillies. Les bébés la prennent volontiers un peu sucrée et la digèrent bien.

19° *Les soupes aux légumes, ou à la panade, peuvent-elles remplacer la bouillie ?*

— Aucunement. La soupe et la panade n'étant pas à base de lait, ne nourrissent pas autant que la bouillie et sont une des grandes causes du rachitisme.

20° *Que faut-il penser des farines commerciales à base de cacao ?*

— Ces farines ne doivent servir qu'à un usage plutôt exceptionnel ou en tout cas peu fréquent, le cacao contenant des produits nuisibles dans la proportion où ils s'y trouvent.

21° *Quelles remarques a-t-on faites chez les enfants nourris régulièrement avec des bouillies de farines de cacao ?*

— On a constaté que les enfants

ainsi alimentés devenaient nerveux et agités, qu'ils étaient atteints d'une constipation opiniâtre, qu'ils s'anémiaient, maigrissaient et que leur croissance était retardée.

22° *A quel âge peut-on commencer à donner des jaunes d'œuf ?*

— Vers l'âge de douze mois, on peut essayer d'ajouter un jaune d'œuf très frais au biberon (VARIOT), puis plus tard on donnera l'œuf entier peu cuit à la coque en évitant toutefois de donner le blanc d'œuf si l'enfant est constipé.

23° *Quel sera le régime type de l'enfant de un an à dix-huit mois ?*

— La quantité de lait nécessaire sera d'un litre à un litre et quart. Cette quantité sera donnée par rations toutes les trois heures, partie au biberon, trois biberons de 200 à 250 grammes, et partie en bouillies, deux bouillies faites chacune également avec 200 ou 250 grammes de lait. Un jaune d'œuf pourra être ajouté à un biberon.

24° *Quel sera le régime de dix-huit à vingt-quatre mois ?*

— Le régime précédent pourra être maintenu si l'enfant progresse, la quantité de lait n'étant pas augmentée ; mais chez d'autres enfants, il sera utile de varier l'alimentation avec des purées de légumes farineux, mélangés ou non d'un peu de jus de viande, et des potages, en diminuant au besoin la quantité de lait. Après dix-huit mois, les repas ne seront plus que de quatre par jour.

25° *Quelle doit être la préoccupation importante au cours de la deuxième année ?*

— Il faut se préoccuper de ne pas suralimenter les enfants, c'est-à-dire de ne pas leur donner une nourriture trop abondante, ce qui les rendrait malades.

26° *Peut-on donner plusieurs œufs par jour ?*

— Il est mauvais de donner plusieurs œufs par jour. Ne donner qu'un seul œuf est la règle à observer.

27° *Quelle est la meilleure boisson aux repas ?*

— L'eau pure ou le lait coupé d'eau ou non.

28° *Quelles sont les boissons défendues ?*

— Toutes les boissons fermentées (vin, cidre, bière) ainsi que le café.

29° *Quelle est l'époque de l'année pendant laquelle les enfants ne doivent pas être sevrés ?*

— Pendant la période des chaleurs de l'été, parce que c'est l'époque où les troubles gastro-intestinaux sont les plus fréquents, même chez les nourrissons au sein et parce que le lait de vache, à ce moment de l'année, est d'une facile altération. Il faut aussi éviter de sevrer l'enfant au moment où il souffre beaucoup des dents.

30º *Au cours de la deuxième année est-il recommandable de mettre l'enfant à table avec les grandes personnes ?*

— Non. Il vaut mieux, autant que cela est possible, faire manger l'enfant à part pour ne pas avoir à lutter sans cesse contre ses désirs d'aliments qui lui seraient nuisibles.

VII

Propreté
du Nourrisson

1° *Quels sont les premiers soins de toilette nécessaires au nouveau-né, dès sa naissance ?*

— L'enfant qui vient de naître étant plus ou moins recouvert d'une substance grasse, il faut, avant de lui donner son premier bain de propreté, le frictionner entièrement avec la main enduite de savon ou de jaune d'œuf.

2° *Dans quelles conditions de tem-*

pérature donnera-t-on au nouveau-né ses premiers soins de propreté ?

— Le froid étant l'ennemi du bébé, on procédera aux premiers soins de propreté dans une chambre bien chaude ou non loin du feu et on aura soin de se munir de serviettes bien chaudes.

3o *Quelles conditions le bain doit-il réaliser ?*

— On se servira d'une petite baignoire ou d'un bain de pieds très propre, passé à l'eau bouillante et on aura soin de ne se servir ni d'eau malpropre ni d'une éponge sale pour ne pas contaminer les yeux du bébé. L'eau aura été bouillie et sa température sera agréable à la main (37o). Plus tard, lorsque l'enfant aura trois mois, le bain sera donné à 35 degrés.

4o *Comment faut-il porter l'enfant dans la baignoire ?*

— La main gauche glissée sous

la nuque du bébé, embrasse le cou et soutient la tête. La main droite saisit les jambes qui sont séparées par l'index de ladite main et ainsi saisi le bébé est soulevé et porté dans le bain.

5° *Comment ne faut-il pas prendre le bébé ?*

— Il ne faut ni le saisir à deux mains par le corps, ni par les mains et les pieds.

6° *Quelle sera la durée du bain ?*

— Quelques minutes. Le bain doit être court. Il n'a qu'un but : la propreté.

7° *Après le bain quelles précautions faut-il prendre ?*

— Il faut, avec des linges doux et chauds, sécher soigneusement la peau du bébé et la poudrer, surtout dans les plis, avec du talc.

8° *Faut-il donner un bain tous les jours ?*

— Oui, un bain de propreté de trois à cinq minutes avec lavage de la tête est utile tous les jours.

9° *Si l'enfant pousse des cris pendant son bain, comment peut-on éviter cet inconvénient ?*

— En prenant soin d'envelopper le bébé dans une serviette ou dans une couche qui serviront à le plonger dans la baignoire. Sentant ses membres ainsi soutenus, le bébé n'aura plus peur et ne criera plus. (PINARD).

10° *Quels soins spéciaux nécessite le cuir chevelu du bébé ?*

— Il faut nettoyer tous les jours la tête du bébé au savon, pour éviter l'amas des sécrétions connu sous le nom de chapeau. Si, par suite de négligence, ledit chapeau s'était produit, il faudrait le ramol-

lir à l'aide d'onctions à la glycérine, puis avant de le savonner, le
frotter avec un tampon de coton
imprégné d'huile d'amandes douces.

11° *Quand faut-il procéder au change ?*

— Si possible et de préférence
aussitôt que l'enfant viendra de se
mouiller ou de se salir, sinon aussi
souvent qu'on le pourra et de préférence avant les tétées.

12° *Comment s'apercevoir que l'enfant a besoin d'être changé ?*

— On s'en aperçoit soit en cons-
tatant l'humidité et la chaleur
tiède des langes, soit en remar-
quant l'agitation et les cris.

13° *En quoi consiste le change ?*

— Le change consiste non seulement dans le remplacement des
couches et des langes salis et mouil-
lés par du linge propre, non lavé

aux cristaux ni à l'eau de Javel ; mais encore dans le lavage très soigneux de la peau et de ses plis, de préférence avec du coton hydrophile imbibé d'eau tiède. Après un essuyage parfait pratiqué sans frottement, la peau sera saupoudrée de poudre de talc.

14° *Quelle poudre ne faut-il pas employer ?*

— La poudre d'amidon, parce que l'amidon prend l'humidité, se gonfle et entretient l'irritation.

15° *Peut-on éviter de bonne heure le change des enfants ?*

— Oui, par une surveillance attentive permettant de constater soit l'agitation, soit l'expression de la physionomie qui précède le besoin d'évacuation. L'enfant surtout, s'il est en couche-culotte, peut rapidement être mis sur le vase, et en raison de la répétition de cette précaution, il pourra s'éduquer et devenir propre dès les premiers mois de son existence.

16° *Quel inconvénient y a-t-il à laisser l'enfant sali et à ne le changer qu'en heures fixes ?*

— L'inconvénient est de voir la peau s'irriter, rougir et même s'excorier au contact des matières; ce qui fait souffrir l'enfant.

17° *Y a-t-il intérêt à examiner les garde-robes ?*

— Oui, pour savoir si l'enfant digère bien ou mal.

18° *Le nourrisson doit-il avoir des selles tous les jours ?*

— Oui, l'enfant qui tète et digère bien doit avoir plusieurs selles par jour (trois en moyenne pendant les premiers mois).

19° *Que penser de l'enfant qui n'a qu'une selle par jour ?*

— Il faut penser qu'il peut avoir

une nourriture insuffisante, surtout s'il est au sein, et s'il est au biberon il faut penser que cet état est en rapport avec l'usage du lait stérilisé.

20° *Que faut-il entendre par fausse constipation ?*

— Il faut entendre des évacuations de selles de consistance et d'aspect normaux, mais qui ont besoin d'être sollicitées par des moyens artificiels, tels que petits suppositoires de glycérine, petits lavements d'eau bouillie, etc. Dans ce cas, il s'agit d'une paresse du gros intestin plutôt que d'un trouble digestif, paresse en général observée chez de beaux nourrissons au sein. L'addition d'un biberon de lait de vache, si la ration de l'enfant est constatée un peu insuffisante, fait souvent cesser la fausse constipation.

21° *Comment remédier à la constipation vraie ?*

— Chez l'enfant vraiment constipé dont les garde-robes sont sèches et volumineuses (en général enfants élevés au lait stérilisé surchauffé) on peut essayer d'ajouter au lait de la décoction d'orge, de farine d'avoine, et même une cuillerée à café de miel. Parfois des sirops ou autres préparations laxatives sont nécessaires, mais il faut les employer avec discrétion pour éviter d'irriter l'intestin.

22° *Que faut-il penser de l'enfant qui a de la diarrhée ?*

— Qu'il s'agit d'un nourrisson suralimenté ou mal alimenté.

23° *Quelle est la consistance et l'odeur des selles normales ?*

— La consistance est molle, bien liée, c'est-à-dire uniforme et non grumeleuse. D'autre part,

l'odeur des selles de l'enfant qui
tète et digère bien est nulle.

24° *Quelle est la couleur des selles
normales ?*

— Cette couleur est jaune d'or
chez le nourrisson au sein, passant
au vert après exposition à l'air.
Couleur jaune d'œuf chez l'enfant
nourri au lait stérilisé, couleur
jaune pâle un peu grisâtre chez l'enfant nourri au lait stérilisé industriellement.

25° *Que signifient les selles jaunes
demi-liquides ou liquides; les selles
vertes demi-liquides à l'aspect d'her-
bes cuites hachées, panachées ou non
de parties jaunes et de grumeaux de
lait; les selles blanches à l'aspect de
mastic de vitrier; les selles striées de
sang, enfin les selles liquides très
nombreuses, incolores, semblables à
de l'eau albumineuse ou ayant l'aspect d'une eau teintée par du jaune*

*d'œuf avec ou sans grains ressem-
blant à du riz ?*

— Toutes ces selles témoignent de troubles ou de maladies gastro-intestinales parfois mortelles à bref délai et réclament d'urgence les conseils du médecin.

26° *Quels caractères présente l'urine de l'enfant bien portant ?*

— L'urine de l'enfant qui tète bien et digère bien est abondante, incolore et inodore.

27° *Que signifient les couches teintées par l'urine ?*

— Elles signifient qu'il existe chez le bébé des troubles digestifs.

28° *Que signifie l'urine rare ?*

— Le plus souvent cela signifie que l'alimentation est insuffisante.

VIII

Habillement

1º *Comment peut-on habiller le bébé ?*

— On peut l'habiller soit avec le maillot, soit avec l'habillement moderne français.

2º *Qu'est-ce que le maillot ?*

— Le maillot est l'habillement le plus usuel des nourrissons.

3º *Quels sont ses avantages ?*

— Il préserve du froid et des refroidissements lorsque le nourrisson est mouillé, tout en lui laissant la liberté de ses mouvements.

4º *Quelle est la composition du maillot ?*

— Pour la partie supérieure du corps le maillot se compose d'une chemisette, de deux brassières, flanelle et piqué, ces trois vêtements ouverts par derrière, et d'un petit fichu. Pour la partie inférieure du corps, d'une couche, en linge usagé de préférence, et de deux langes.

5º *Comment mettre sans difficulté au nouveau-né sa chemisette et sa brassière ?*

— Pour cela, il faut introduire la chemisette dans la brassière, puis passer chaque bras du bébé dans les manches, soit en plissant chaque manche pour faciliter le passage de la main, soit en s'aidant d'un cornet de papier résistant avec lequel on coiffe la main et l'avant-bras de l'enfant et que l'on enfile ensuite dans la manche.

6° *Quelles précautions faut-il prendre dans l'application de la couche et des langes ?*

— 1° Il faut les appliquer à bonne hauteur, à **2** centimètres au-dessous des aisselles, de façon à tenir les brassières sans gêner les mouvements des bras.

2° Il faut avoir soin que chaque jambe soit bien entourée de la couche pour éviter les rougeurs et les excoriations qui résultent du frottement des jambes à nu l'une contre l'autre.

3° Enfin, il faut replier à plat de bas en haut la partie de la couche débordant les pieds en ayant soin que chaque pied soit libre et puisse remuer.

7° *Comment dispose-t-on les langes ?*

— Les langes recouvrent la couche en entourant le corps sans le comprimer. Leur bord supérieur est fixé avec une épingle de sûreté. Leurs bords inférieurs roulés en étui, lâchement replié et relevé en arrière, sont fixés également avec des épingles de sûreté.

8° Quelles sont les règles essentielles à observer dans l'habillement au maillot ?

— La poitrine du bébé ne doit pas être comprimée, ses bras et ses jambes ne doivent pas être gênés et doivent pouvoir remuer. Et cependant les langes ne doivent pas glisser.

9° Faut-il couvrir la tête des enfants d'un bonnet ?

— Oui, pour les sorties. Non, dans l'appartement, si pendant l'hiver cet appartement est à une température convenable.

10° *De quoi est composé l'habillement moderne français ?*

— En plus de la chemisette et
de la brassière de l'habillement au
maillot, cet habillement comporte
un petit corset en étoffe souple
et sans baleine, fixé en arrière à
l'aide de cordon, et pour la partie
inférieure du corps, une bande de
flanelle qui entourera le ventre
sans le serrer. La couche pliée en
triangle sera disposée sur les brassières, à la partie inférieure du dos
de l'enfant, et de telle sorte que sa
pointe médiane passe entre les jambes de l'enfant et soit ramenée en
avant, tandis que les pointes latérales entourent chaque jambe pour
les isoler et les empêcher de se
frotter l'une contre l'autre. Par-
dessus cette couche se place une
culotte de flanelle boutonnée. Les
pieds et les jambes sont habillés
de petits bas avec des chaussons et

l'habillement est complété par une ou deux robes longues de linge et de flanelle.

11° *Quelle remarque faut-il faire à propos des robes ?*

— La robe de l'habillement du bébé doit toujours avoir des manches, ou tout au moins l'une des deux robes. Il est dangereux que le bébé même dans la chambre ait les bras nus, à plus forte raison ne doit-il pas avoir de robe décolletée selon la mode de certains pays étrangers.

12° *Quel est le grand avantage de l'habillement moderne français ?*

— Cet habillement permet de procéder de très bonne heure à l'éducation de l'enfant, au point de vue de la propreté, en donnant la possibilité de mettre facilement et sans retard le bébé sur le vase au moment utile.

IX

Sommeil - Logement
Berceau - Sorties

SOMMEIL

1° *Jusqu'à quel âge le sommeil dans la journée est-il nécessaire aux bébés ?*

— Au moins jusqu'à la fin de la première dentition de dix-huit à vingt-quatre mois. Mais la durée du sommeil ira en diminuant dans la journée pour faire place progressivement à des levers et à des promenades de plus en plus longues.

6

2° *Le bébé peut-il sans inconvénient être laissé au lit des journées entières sans être levé ?*

— Il y a inconvénient à agir ainsi. Le bébé doit être levé et porté à bras plusieurs fois par jour.

LOGEMENT

3° *Quelles conditions le logement du nourrisson doit-il réaliser ?*

— La chambre où est élevé le nourrisson doit avoir si possible une bonne exposition, ensoleillée. Son air sera pur et renouvelé et sa capacité sera au minimum de 27 mètres cubes par enfant.

4° *Quelle doit être la température de la chambre ?*

— Au moins 15 degrés, au plus 20 degrés.

5° *Quel est le grand ennemi de la vie des bébés ?*

— Le froid. Sur dix décès survenant au cours de la première année, trois sont dus à des maladies des voies respiratoires.

6º Que faut-il éviter avec soin dans la chambre où se trouve le bébé ?

— Il faut éviter d'étendre du linge mouillé pour le faire sécher (PINARD); ce qui exposerait l'enfant à un froid humide. Il faut aussi soigneusement préserver l'enfant de tout courant d'air.

BERCEAU

7º Quelle règle primordiale faut-il adopter pour le coucher du bébé ?

— Il faut ne jamais le mettre dans un lit à côté de sa mère, ce qui l'exposerait à mourir étouffé.

8º Quel berceau faut-il préférer ?

— Le berceau de métal est à préférer au berceau d'osier difficile à nettoyer et qui peut servir d'habitat aux insectes piqueurs.

9° *Quelles conditions doit réaliser le berceau ?*

— Il doit être assez élevé, surtout à la campagne, pour soustraire le bébé aux approches des animaux domestiques ou autres. Les barreaux de ses parois doivent être assez rapprochés pour que le corps ou la tête de l'enfant ne puissent s'y engager. De plus il doit comporter une flèche pour supporter un rideau dont l'étoffe sera mince et à mailles assez étroites pour empêcher le passage des mouches.

10° *Le petit panier en forme de berceau appelé moïse est-il utile ?*

— Oui, dans les premiers mois pour porter l'enfant d'une chambre dans l'autre.

11° *Quelle doit être la literie d'un berceau ?*

— La literie d'un berceau doit être composée d'un ou deux matelas, d'une toile caoutchoutée pour les protéger, de deux draps, d'une ou deux couvertures et d'un oreiller.

12° *De quelles matières seront faits les matelas et l'oreiller ?*

— De crin et à défaut de varech, de balle d'avoine ou de feuilles de fougère.

13° *Comment empêcher l'enfant de se refroidir dans son berceau ?*

— En y plaçant une ou plusieurs boules d'eau chaude enveloppées de linge et non mises en contact du bébé pour éviter des brûlures.

14° *Quelle position faut-il donner au bébé dans son berceau ?*

— L'enfant doit toujours dormir couché alternativement sur le côté droit et sur le côté gauche, mais jamais sur le dos.

15° *Pourquoi ?*

— Pour éviter que l'enfant

n'étouffe s'il lui arrive de rejeter du ait en dormant ; ce lait, dans la position couchée sur le dos, devant retomber dans la gorge. D'autre part, si l'enfant est toujours couché du même côté, son crâne, dont les os ne sont pas soudés et sont malléables, est susceptible de se déformer.

SORTIES

16° *A quel degré de température extérieure le bébé peut-il être sorti pour la première fois ?*

— En règle générale il n'est pas bon de faire sortir un bébé *pour la première fois* quand la température du dehors est inférieure à 10 degrés au-dessus de zéro (PINARD) Plus généralement on pourra sortir l'enfant pendant l'été au bout de huit jours, pendant l'hiver au bout d'un mois et pendant les saisons intermédiaires au bout de quinze jours.

17° *Les autres sorties peuvent-elles être effectuées dans d'autres conditions de température ?*

— Oui, le bébé, après ses premières sorties pourra être promené soit porté à bras, 'soit plus tard en petite voiture par des temps moins chauds que 10 degrés en lui évitant le vent et la pluie et en lui protégeant le visage avec un voile.

18° *Les promenades en petite voiture présentent-elles des inconvénients ?*

— Non, si la voiture est bien suspendue, si l'enfant est bien protégé du froid par des couvertures et des boules, enfin si la capote l'abrite bien du vent et du soleil.

19° *Quelles sont les heures à adopter de préférence pour les sorties?*

— L'hiver, de midi à deux heures. L'été, le matin de neuf heures à onze heures et le soir de trois heures à cinq heures.

X

Exercices
Premiers pas

1° *Au bout de combien de temps le nouveau-né, qui n'est animé tout d'abord que par des mouvements de réaction, commence-t-il à avoir des mouvements volontaires ?*

— Au bout de quelques mois.

2° *A quel âge le bébé bien portant reste-t-il assis ?*

— A l'âge de quatre ou cinq mois.

3º *Comment l'enfant marche-t-il d'abord ?*

— Vers sept ou huit mois, il se déplace tout d'abord en se servant de ses quatre membres. Vers neuf ou dix mois, il se soulève debout.

4º *À quel âge commence-t-il à se tenir debout, puis à marcher ?*

— Vers l'âge de douze à quatorze mois, mais cet âge pour les enfants bien portants peut varier de un an à dix-huit mois.

5º *Que faut-il penser d'un enfant qui ne marche pas à deux ans ?*

— Il faut penser qu'il s'agit en général d'un enfant mal nourri et malade et qu'il faut le montrer au médecin.

6º *Faut-il employer des moyens mécaniques tels que lisières, chariots roulants, etc., pour apprendre aux enfants à marcher ?*

— Non, ces moyens présentent des inconvénients.

7º *Faut-il munir la tête des enfants d'une coiffure à bourrelet pour éviter les blessures à la tête faites en tombant ?*

— Les bourrelets légers et ne comprimant pas la tête n'offrent que des avantages.

8º *Lorsqu'un enfant tombe en marchant peut-on le relever en le prenant par un bras ?*

— Non, cela est dangereux et expose l'enfant à des lésions du coude. Il faut le relever en le prenant sous les deux bras.

9º *Quelles précautions faut-il prendre lorsque le bébé commence à marcher ?*

— Il faut éviter de laisser à sa portée des objets pouvant le blesser ou pouvant être avalés, tels que petits cailloux, boutons, épingles, etc.

10º *Pourquoi cette précaution ?*

— Parce que les enfants, surtout au moment de leur dentition, ont une tendance à porter à la bouche tous les objets qu'ils peuvent saisir.

11º *Quelle habitude doit-on éviter de laisser prendre aux enfants ?*

— L'habitude de sucer et têter leur pouce.

12º *Quelles conditions doivent réaliser les jouets des bébés ?*

— Ils doivent être solides, non colorés et lavables.

13º *Lorsque les bébés sont sur le point de percer leurs dents peut-on leur donner des hochets en os ou en ivoire ?*

— Oui, sans inconvénient.

14º *Par quoi peut-on remplacer les hochets ?*

— Par un bâton de racine de

guimauve rapidement passé à l'eau bouillante.

15° *Que faut-il penser de l'habitude de donner une tétine à sucer aux enfants ?*

— C'est une mauvaise habitude qu'il ne faut pas imiter, parce que l'enfant suce souvent une tétine malpropre et parce qu'il avale de l'air comme en suçant son pouce, ce qui est nuisible.

XI

Prophylaxie

VARIOLE

1º *Pourquoi faut-il faire vacciner les bébés ?*

— Pour leur éviter d'avoir la variole.

2º *A quel moment convient-il de vacciner les bébés ?*

— Avant leurs premières sorties, afin de les mettre le plus tôt possible à l'abri de la contagion (PINARD) et d'une façon générale avant trois mois.

3º *Le bébé court-il un danger s'il est vacciné très jeune ?*

— Nullement. Jamais un accident n'a été constaté.

4° *Y a t-il un intérêt à choisir une saison plutôt qu'une autre pour la vaccination ?*

— Non, le bébé peut être vacciné en n'importe quelle saison.

5° *Quel vaccin faut-il employer ?*

— Il faut toujours employer du vaccin de génisse provenant d'instituts autorisés et jamais du vaccin humain pris de bras à bras.

OPHTALMIE PURULENTE

6° *Quand se manifeste l'ophtalmie purulente des nouveau-nés ?*

— Dès les premiers jours de la naissance.

7° *Quels sont les symptômes de cette maladie ?*

— D'abord une rougeur des yeux suivie quelques heures après d'une suppuration abondante sortant des paupières gonflées, et aboutissant après peu de jours à la perte complète et définitive de la vue.

8° *L'ophtalmie purulente se guérit-elle ?*

— Oui, à la condition qu'elle soit soignée par le médecin dès son apparition.

9° *L'ophtalmie purulente est-elle une maladie fréquente ?*

— Oui, lorsque des précautions spéciales ne sont pas prises par le médecin ou la sage-femme aussitôt la naissance pour l'empêcher de se manifester.

MALADIES CONTAGIEUSES ÉPIDÉMIQUES

10° *Faut-il prendre des précautions spéciales pour protéger les nourrissons des maladies contagieuses, telles que la coqueluche, la rougeole, la grippe ?*

— Oui, en raison de la gravité

toute spéciale de ces maladies chez les bébés et des complications souvent mortelles qu'elles entraînent, il faut avec vigilance tenir les bébés à l'écart d'autres enfants souffrants ou qui toussent.

11° *Comment peut-on préserver les bébés de la contagion de la grippe ?*

— Il faut recommander aux mamans ou aux personnes grippées qui élèvent les bébés de se munir, chaque fois qu'elles en approchent, d'un masque fait de huit feuilles de gaze porté devant le nez et la bouche à l'aide de deux boucles élastiques accrochées aux oreilles. Il est prouvé que dans ces conditions l'air expiré, porteur de germes, se purifie à travers la gaze.

12° *Est-il contraire à l'hygiène que les enfants s'embrassent entre eux ?*

— Oui, cette habitude est dangereuse pour la santé des bébés. Les contacts des lèvres au visage permettent la transmission des maladies contagieuses dont les germes se trouvent sur les lèvres et les joues des enfants, lorsque ces enfants sont au début des maladies catarrhales, rougeole, scarlatine, coqueluche, grippe, etc.

MUGUET

13º *Comment se manifeste le muguet ?*

— Le muguet apparaît sur la langue et dans la bouche des bébés au biberon surtout sous forme de petits points blancs crémeux qui envahissent rapidement la bouche et gênent l'alimentation et la déglutition.

14º *Le muguet est-il facile à guérir ?*

— Oui, en suivant bien la prescription du médecin.

FIÈVRE

15° *Un thermomètre médical est-il un instrument utile à une mère où à une nourrice ?*

— Oui, c'est un instrument non seulement utile mais aussi très précieux, qui permet de dépister bien des maladies et de les faire soigner dès leur début.

16° *Quelle est la température du nourrisson bien portant ?*

— La température du nourrisson bien portant est de 37 degrés. Des températures de 38, 39 et 40 degrés sont en rapport avec des maladies ou des troubles de santé plus ou moins graves, motivant les soins du médecin.

TABLE DES MATIÈRES

ALENÇON

IMPRIMERIE HERPIN. Vte A. LAVERDURE, SUCC^r